Sandy Jud

Kleiner Hairstyling Ratgeber

Von Ponys, Wellen und Bananen

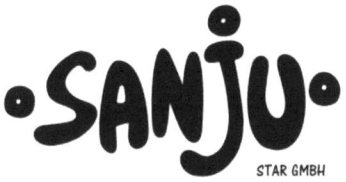

STAR GMBH

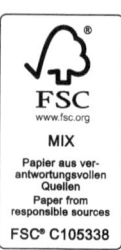

Bibliografische Information der Deutschen Nationalbibliothek:

Die Deutsche Nationalbibliothek verzeichnet diese Publikation in der Deutschen Nationalbibliografie; detaillierte bibliografische Daten sind im Internet über http://dnb.dnb.de abrufbar.

© 2017 Sanju Star GmbH, Sandy Jud

Konzept und Realisation, Text und Abbildungen / Gesamtverantwortung: Sandy Jud

Layout Umschlag und Inhalt: Severino Negri

Herstellung und Verlag: BoD - Books on Demand, Norderstedt

ISBN: 9783744854375

Haftungsausschluss

Alle in diesem Ratgeber enthaltenen Angaben, Vorschläge, Tipps und Tricks wurden vom Autor nach bestem Wissen und Gewissen erstellt und mit Sorgfalt geprüft. Gleichwohl sind inhaltliche oder grammatikalische Fehler nicht vollständig auszuschliessen. Daher erfolgen die Angaben etc. ohne jegliche Verpflichtung oder Garantie des Autoren oder der Sanju Star GmbH. Eine Haftung des Autors oder der Sanju Star GmbH für Personen-, Sach- und Vermögensschäden ist ausgeschlossen.

Auch erschienen von Sandy Jud

Kleiner Make-up Ratgeber

Tipps & Tricks für jede Frau

Dieser handliche Make-up Ratgeber beinhaltet Tipps und Tricks für jede Frau, unabhängig ihres Alters. Schrittweise werden Techniken der Profis einfach und gut verständlich erklärt, damit jede Frau im Handumdrehen ihr ganz persönliches und typgerechtes Make-up zaubern kann. Dieser Ratgeber ist auch für angehende Make-up Artisten sowie Hairstylisten sehr empfehlenswert.

Erhältlich überall wo's Bücher gibt.

ISBN: 9783743164994

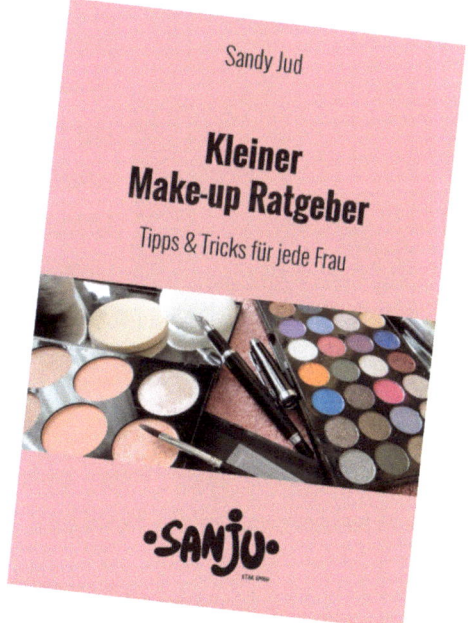

Vorwort

Liebe Leserin

Mit meinem kleinen Ratgeber möchte ich Ihnen, liebe Leserin, zeigen, dass eine tolle Frisur kein Zufall sein muss. In Zeitschriften sehen Sie originelle Flechtfrisuren oder wunderschön hochgestecktes Haar? Sie sind gar Visagistin und für Hochzeiten gebucht, haben aber Respekt vor der Frisur? Das muss nicht sein! Nur gewusst wie!

In diesem kleinen Buch lernen Sie die Grundkenntnisse rund ums Haar. Vom richtigen Umgang im Alltag, den dafür geeigneten Werkzeugen bis hin zur Königsdisziplin - die Brautfrisur.

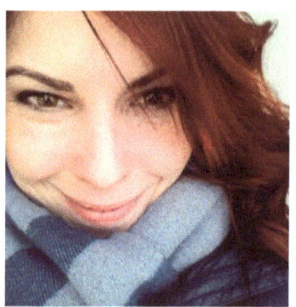

Mein Name ist Sandy Jud. Ich bin diplomierte Hairstylistin und diplomierte Make-up Artistin. Ich arbeite am Theater, für Fotografen, an Film- und Fernsehsets. Ob klassischer Dutt oder ausgeflippte Zöpfe, mit viel Liebe setze ich die Wünsche meiner Auftraggeber um. Auch private Kunden sind bei mir an der richtigen Adresse. Bei Hochzeiten ist es mir ein ganz besonderes Anliegen, die Braut zum Strahlen zu bringen. Und was kann schöner sein, als perfektes Make-up und eine wunderschöne Frisur?

Alles Weitere zu meiner Person erfahren Sie auf meiner Homepage: www.sanjustar.com. Herzlich willkommen!

Inhaltsverzeichnis

Aufbau und Aufgaben des Haars

Noch immer spielen beim Aussehen einer Frau die Haare eine erhebliche Rolle. Selbst wenn das Styling perfekt ist, das Make-up tadellos sitzt, wenn die Frisur lieblos, das Haar matt und ungepflegt wirkt, ist das gesamte Erscheinungsbild ruiniert. Das muss aber nicht heissen, dass alle Frauen eine sexy Löwenmähne haben müssen. Auch kurz geschnittenes Haar muss gesund aussehen, damit das Äussere stimmt. Doch schönes Haar ist kein Zufall. Es will gepflegt werden.

Das Haar besteht aus der sogenannten Haarwurzel und dem Haarschaft. Der sichtbare Teil des Haares, also der den wir jeden Tag kämmen und bürsten, ist der „leblose" Teil. Er besteht zum Grossteil aus Keratin (abgestorbene Hornzellen). Der „lebendige" Teil des Haares ist die Wurzel. Hier entstehen durch Zellteilung neue Haarzellen. Das Haar ist, genau wie die Haut, in verschiedene Schichten aufgeteilt. Die äusserste Schicht ist die sogenannte Schuppenschicht. Bei gut

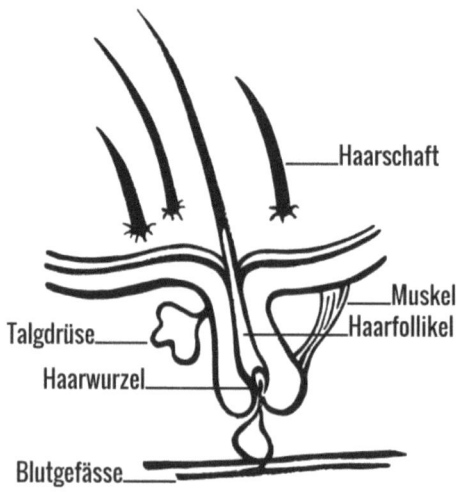

gepflegtem, gesundem Haar, liegen diese Schuppen eng aufeinander, das Haar wirkt glatt und gesund. Bei stark beanspruchtem, geschädigtem Haar, sind diese Schuppen abstehend, die Schicht ist aufgeraut und oftmals wird das Kämmen zur Prozedur. Das Haar wirkt stumpf und matt.

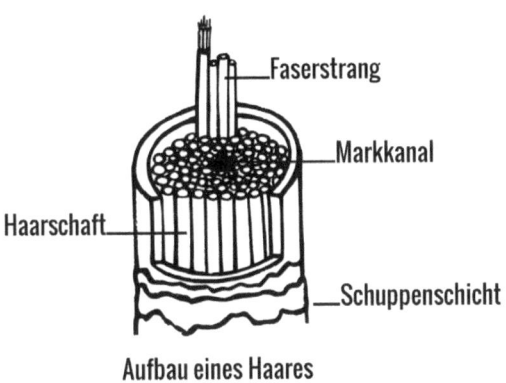

Aufbau eines Haares

Eine intakte Schuppenschicht schützt das Haar vor äusseren Einflüssen wie:

- Kälte
- Hitze
- Schutz vor Druck / Schlägen
- Sonneneinstrahlung / Sonnenschäden

In der Regel wächst ein Haar ca. 1 bis 1.5 cm im Monat. Die Lebensdauer eines Haares (Zeitspanne zwischen Bildung eines Haars und dessen Ausfallen) beträgt im Schnitt 7 Jahre. Da die Zeitspanne der einzelnen Haare aber zeitverschoben ist, verlieren wir nie alle Haare auf einmal.

In der Regel besitzt ein Mensch ca. 100'000 Kopfhaare. Hier ist speziell zu erwähnen, dass blonde Typen im Schnitt mehr Haare besitzen (ca. 120'000) als dunkle Typen (ca. 80'000). Da aber das blonde Haar in der Regel feiner und dünner ist als das dunkle Haar, macht das optisch keinen grossen Unterschied aus. Asiatisches Haar ist dicker und schwerer als europäisches Haar.

Der Farbton der Haare wird durch das Pigment Melanin bestimmt. Dieses wird in der Haarwurzel gebildet. Welche natürliche Haarfarbe wir also haben ist genetisch bedingt. Stellt die Haarwurzel die Bildung von Melanin ein, wird das Haar weiss.

Aber nicht bloss das Haar selber entscheidet über dessen Erscheinungsbild. Auch die Talgdrüsen in der Kopfhaut tragen ihren Teil dazu bei. Sie entscheiden, ob ein Haar fettig ölig oder trocken, spröde oder schuppig ist.

Persönliche Notizen

_____

_____

_____

_____

_____

_____

_____

_____

_____

_____

_____

_____

_____

_____

Veränderung des Haars

Wie zu Anfang erwähnt, trägt das Haar viel zum persönlichen Erscheinungsbild bei. Deshalb ist es nicht verwunderlich, dass wir immer wieder versuchen, unsere Haare zu verändern und zu verschönern.

Wir sprechen von zwei verschiedenen Varianten, das Haar zu verändern. Die chemische und die physikalische.

Chemische Veränderungen

Färben

Bei einer Färbung des Haars wird die Schuppenschicht geöffnet, damit die Farbe in die Fasern eindringen kann. Um diese Farbe zu erhalten, wird anschliessend die Schuppenschicht wieder geschlossen. Die Farbe lässt sich nicht auswaschen und es entsteht mit der Zeit ein Ansatz, der nachbehandelt werden muss. Dieser chemische Prozess strapaziert und schädigt auf Dauer das Haar und lässt es stumpf und rau aussehen.

Intensivtönungen mit Wasserstoffperoxid

Auch Intensivtönungen lassen sich nur schwer wieder auswaschen, da sie meist auch Wasserstoffperoxid enthalten. Auch hier wird mit der Zeit ein Ansatz zu sehen sein.

Bleichen

Beim Bleichen entzieht man dem Haar seinen natürlichen Farbstoff (Melanin). Dies geschieht ebenfalls über die Öffnung und anschliessende Versiegelung der Schuppenschicht. Meist wird das Haar nach dem Bleichen mit einem helleren

Farbton neu eingefärbt, da es beim Bleichen oftmals zu ungewünschten Farbergebnissen und Unregelmässigkeiten kommt.

Dauerwelle (Kaltwelle)

Als Dauerwelle oder auch Kaltwelle bezeichnet man den chemischen Umformungsprozess, bei dem glatte Haare gewellt oder gelockt werden. Dabei werden die Querverbindungen im Haar (1), welche für die mechanische Festigkeit verantwortlich sind, aufgebrochen und getrennt (2). Das erweichte Haar kann anschliessend mittels Lockenwickler in die neue (lockige) Form gebracht werden. Durch Oxidation mit Wasserstoffperoxid können diese Querverbindungen, die für die Stabilität des Haares sorgen, wiederhergestellt werden, indem sich neue gegenüberliegende Querverstrebungen miteinander verbinden (3). Das Haar bleibt somit in der vorgegebenen Form.

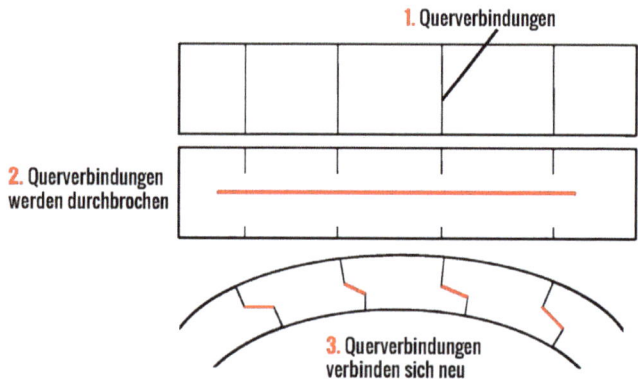

1. Querverbindungen

2. Querverbindungen werden durchbrochen

3. Querverbindungen verbinden sich neu

Chemisches Strecken (Gegenwelle)

Mit dem chemischen Strecken werden die Haare gleich einer Dauerwelle in die gewünschte Form gebracht, jedoch währenddessen nicht aufgewickelt sondern glattgezogen.

Bei chemischen Formveränderungen der Haare gilt es immer zu beachten, dass die „neuen" Haare, sprich der Haaransatz natürlich nachwächst. Bei einer Dauerwelle wächst das Haar wieder glatt, bei chemisch gestreckten Haaren, wachsen Locken nach. Eine Ansatzbehandlung ist also in beiden Fällen notwendig, wenn man die gewünschte Form beibehalten möchte.

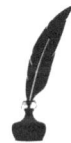

Persönliche Notizen

_____

_____

_____

_____

_____

_____

_____

_____

_____

_____

_____

_____

_____

_____

_____

_____

_____

Physikalische Veränderung

Tönungen

Diese Methode der Farbveränderung ist nicht dauerhaft, sprich es verändert nicht die Naturhaarfarbe, da die Schuppenschicht nicht geöffnet wird. Das Pigment dringt lediglich in die äusserste Schicht ein und lagert sich dort ab. Daher hält diese Art der Farbveränderung nur bis zu ungefähr maximal zwölf Haarwäschen. Je poröser das Haar aber ist, umso intensiver legt sich die Farbe an dieser Stelle ab und kann so ins Haar eindringen. Permanente oder aufhellende Ergebnisse sind aber auf physikalischem Wege nicht zu erzielen.

Weitere physikalische Veränderungsmethoden:

- Farbfestiger
- Farbspülung
- Farbgel / Farbcreme

Diese Produkte halten aufgrund ihrer Eigenschaften nur wenige Haarwäschen, sind aber in Anbetracht der Schonung der Haare sehr ratsam.

Spezielles

- Pflanzenhaarfarbe Henna

Henna ist eine natürliche Alternative zu den herkömmlichen chemischen Haarfarben. Henna wird nachgesagt, dass es im Gegenzug zu den allgemeinen chemischen Haarfarben besonders kopfhaut- und haarschonend sein soll. Im Gegensatz zu chemischen Haarfarben öffnet Henna die Schuppenschicht der Haare nicht. Es verfügt lediglich über eine hohe Affinität zu Keratin, bindet sich so an die Haare und ist dadurch ebenfalls langanhaltend. Henna färbt also die Haare ohne die Schuppenschicht dabei zu öffnen und lässt sich nicht wieder ganz auswaschen. Durch wiederholtes Haarewaschen wird aber der Farbton blasser. Durch regelmässiges Färben mit Henna wird vor allem sehr feines Haar etwas dicker und griffiger.

Persönliche Notizen

_____

_____

_____

_____

_____

_____

_____

_____

_____

_____

_____

_____

_____

_____

Pflege und Umgang mit dem Haar

Haare waschen

Die Haare sollten so oft wie nötig gewaschen werden, damit sie sauber, schön und gepflegt wirken. Es reicht durchaus, das Haar alle 2 bis 3 Tage zu waschen. Übermässiges Waschen kann sie unnötig austrocknen und spröde wirken lassen. Bei der Wahl des Shampoos ist es wichtig, milde Produkte zu wählen, die die Kopfhaut nicht angreifen und sehr pflegend sind.

Silikon

Ich komme nicht drum herum, das Thema Silikon bei den Shampoos zu erwähnen. Während vor einigen Jahren Silikon als der Alleskönner galt und sehr beliebt in der Kosmetikindustrie war, gilt es heutzutage regelrecht als verpönt. Doch warum eigentlich? Silikon legt sich als Film auf der Haaroberfläche ab, kann also nicht ins Innere des Haares eindringen. Es ummantelt das Haar mit einer kompakten Schicht, die die Haaroberfläche glatter, glänzender und weicher erscheinen lässt. Klingt doch toll, oder? Das Problem dabei ist der sogenannte „Build-up-Effekt". Bei diesem Effekt legt sich, wie bereits erwähnt, eine Silikon-Schicht über die nächste und versiegelt das Haar nach und nach komplett. Das heisst, es ist zwar gut nach aussen hin geschützt, kann aber auch keine pflegenden Stoffe mehr aufnehmen, (und auch keine Farbe mehr!) wird also mit der Zeit innerhalb der „schönen" Deckschicht spröde und brüchig.

Auch in Bezug auf die Umwelt verfügt Silikon über einen zweifelhaften Ruf. Einige Silikone sind biologisch schwer abbaubar, lassen sich also im Klärschlamm nachweisen und können sich in Gewässern anreichern, wo sie sich negativ auf die Tier- und Pflanzenwelt auswirken können.

Dieses Problem wird heutzutage von den Herstellern aber bereits genau unter die Lupe genommen. Wer aber ganz auf Silikone verzichten möchte, hat eine gute Auswahl an diversen alternativen Produkten.

Spülung

Besonders bei langem Haar empfiehlt sich das Benutzen einer Spülung. Diese schliesst die beim Waschen angeraute Schuppenschicht wieder und lässt die Haare dadurch gesund und glänzend aussehen. Wichtig dabei ist, die Haare anschliessend gut auszuspülen bis sie quietschen. Dies ist ein Zeichen, dass das Produkt vollständig ausgewaschen wurde. Ansonsten können auch Spülungen unnötig beschweren.

Haarmaske

Gerade wer sein Haar öfters chemisch behandelt tut gut daran, sich ab und zu eine nährende Maske zu gönnen. Das Haar wird somit optimal gepflegt und mit Nährstoffen versorgt.

Trocknen

Das noch feuchte Haar am besten in ein Frotteetuch einwickeln und antrocknen lassen. Keinesfalls empfiehlt es sich, das nasse Haar grob durchzukämmen, da es sicherlich reissen wird. Zuerst locker mit den Händen entwirren, danach mit einem grossen, weitzackigen Kamm langsam durchkämmen. Ein sogenannter Entwirrspray kann hierbei gute Dienste tun.

Falls das Haar trocken geföhnt wird, empfiehlt es sich, einen Hitzeschutz zu verwenden. Ansonsten ist Lufttrocknen die schonendste Variante.

Das Wichtigste in Kürze

- Die Haare ca. alle 2 bis 3 Tage waschen, Fett- und Schmutzreste werden entfernt, Verhinderung von Schuppenbildung
- Milde Shampoos ohne Silikon verwenden
- Immer Spülung verwenden, besonders bei langem Haar
- Bei Bedarf Haarmaske verwenden, vor allem bei chemisch behandeltem Haar
- Haare gut ausspülen bis sie quietschen
- Haare gut auswringen und in ein Frotteetuch binden, nicht rubbeln!
- Im handtuchtrockenen Zustand langsam entwirren, nicht reissen!
- Wenn möglich lufttrocknen, Hitze vom Föhn strapaziert zusätzlich
- Produkte: Shampoo, Spülung, Maske, Entwirrspray, Hitzeschutz

Persönliche Notizen

Die Gesichtsformen

Auf den nachfolgenden Seiten widmen wir uns den verschiedenen Gesichtsformen. Welche Frisur ist bei welcher Gesichtsform optimal?

Prinzipiell unterscheiden wir fünf verschiedene Gesichtsformen:

- **Oval**
- **Rund**
- **Eckig**
- **Quadratisch**
- **Herzförmig**

Das ovale Gesicht

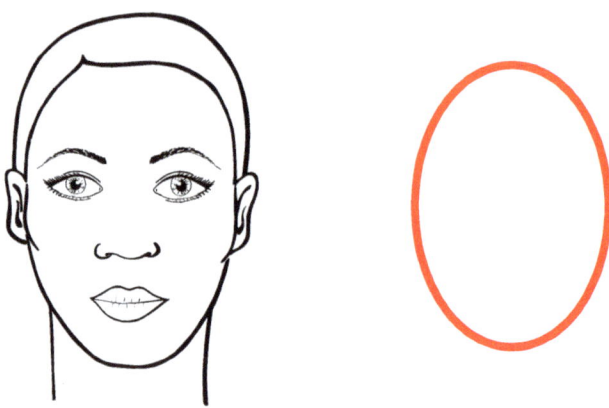

Das ovale Gesicht gilt im europäischen Raum als die „optimale Gesichtsform". Dies aus dem Grund, weil die Proportionen sehr harmonisch zueinander wirken.

Das Gesichtsfeld ist etwa eineinhalb Mal so lang wie breit, die Wangenknochen sind etwas breiter als die Kinnpartie und die Stirn. Die breiteste Stelle ist auf der Höhe der Wangenknochen und verjüngt sich nach oben und unten hin gleichmässig.

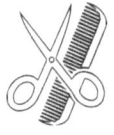

Frisur

Frisurentechnisch gilt es die persönlichen Merkmale zu unterstreichen. Man kann nahezu alles tragen, von kurz bis lang, klassisch, mit Mittelscheitel, feinen Locken oder gewagten futuristischen Haarschnitten. Erlaubt ist was gefällt.

Frisurvorschläge

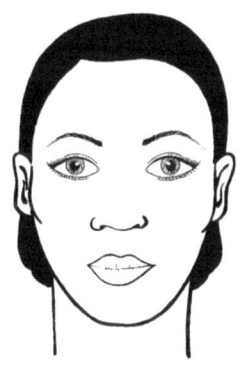 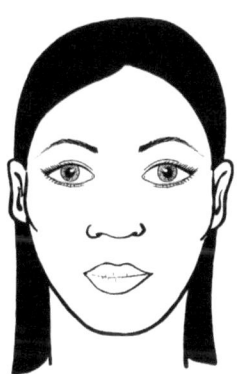

Persönliche Notizen

_____

_____

_____

_____

_____

_____

_____

_____

_____

Das runde Gesicht

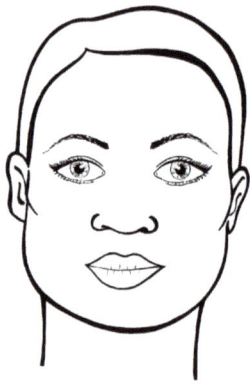 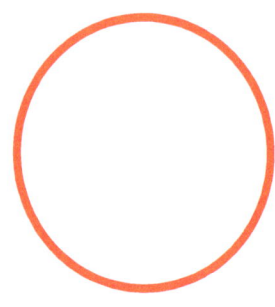

Bei Frauen mit einem runden Gesicht bilden Stirn, Wangen und Kinn einen Kreis. Die Wangen sind meist grossflächig und die Stirn ist relativ kurz und verjüngt sich in Richtung Haaransatz. Eine Frau mit rundem Gesicht muss nicht gleichzeitig auch korpulent gebaut sein!

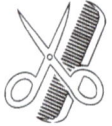

Frisur

Für Frauen mit einem runden Gesicht gibt es unzählige Schnitte, die passen. Optimal sind Frisuren, die den Kopf etwas verschmälern. Man kann die Stirn ruhig frei lassen, das streckt das Gesicht ein wenig. Einen Pony kann man etwas zur Seite gekämmt tragen. Oder man setzt auf Volumen im Deckhaar und kein Volumen an den Seiten. Ganz kurz geschnittene Haare sind nicht unbedingt zu empfehlen, da sie das runde Gesicht sehr betonen. Am besten passen zu runden Gesichtern lange Haare, die mit schönen Stufen das Gesicht umspielen.

Frisurvorschläge

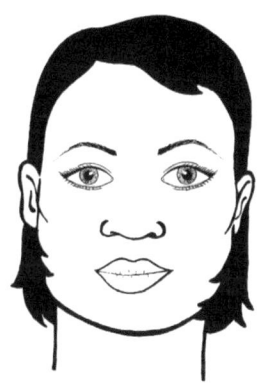 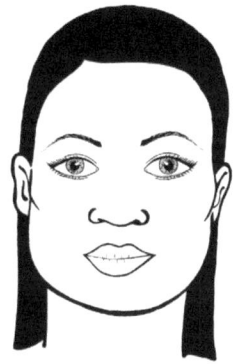

Persönliche Notizen

_____
_____
_____
_____
_____
_____
_____
_____
_____
_____
_____
_____
_____
_____
_____
_____
_____
_____

Das eckige Gesicht

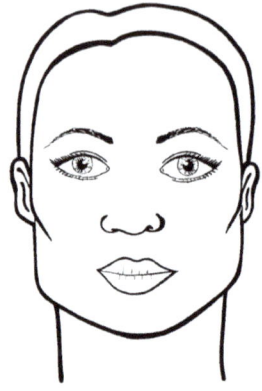 

Kennzeichnend dafür ist eine eher hohe Stirn mit relativ geradem Haaransatz und einem markant ausgeprägten Kieferbereich.

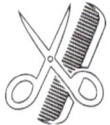

Frisur

Man versucht einen soften Schnitt zu finden der das Gesicht weicher wirken lässt. Mit weichen Stufen auf Wangenhöhe kann man das Gesicht sanft umspielen und auch mit einem Langhaar-Look kann man die Ecken kaschieren. Auch ein lockerer Pony macht die Gesichtszüge weicher. Die Haarlänge sollte mindestens bis knapp unterhalb des Kinns gehen.

Frisurvorschläge

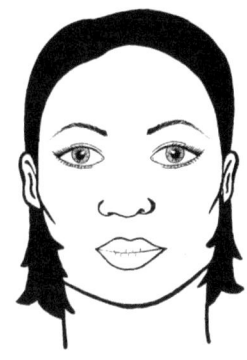 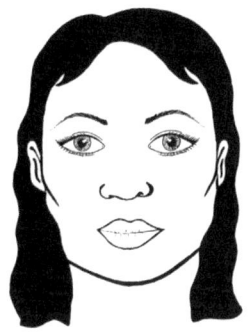

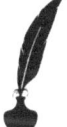

Persönliche Notizen

_____
_____
_____
_____
_____
_____
_____
_____
_____
_____
_____
_____
_____
_____
_____
_____
_____
_____
_____
_____
_____
_____

Das quadratische Gesicht

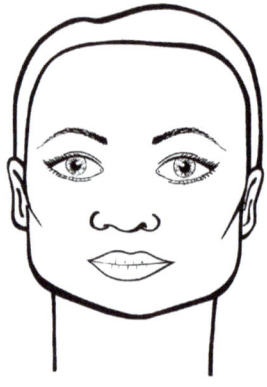 

Das quadratische Gesicht verfügt über ausgeprägte Stirnecken, sowie über einen ausgeprägten Kiefer. Im Vergleich zum eckigen Gesicht hat das quadratische Gesicht eine kürzere Stirn.

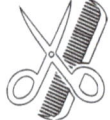

Frisur

Hier passt der schulterlange Look perfekt. Ein Seitenscheitel oder ein Pony lässt das Gesicht runder erscheinen, die ausgeprägten Ecken werden somit kaschiert. Auch Stufen machen den Look weicher und lassen das Gesicht runder wirken. Wenn man das glatte Haar lang trägt, verlängert das optisch die Gesichtskonturen.

Frisurvorschläge

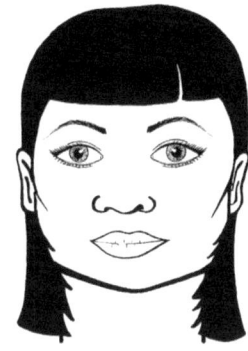 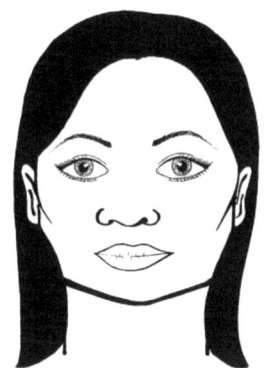

Persönliche Notizen

_____
_____
_____
_____
_____
_____
_____
_____
_____
_____
_____
_____
_____
_____
_____
_____
_____
_____
_____
_____
_____

Das herzförmige Gesicht

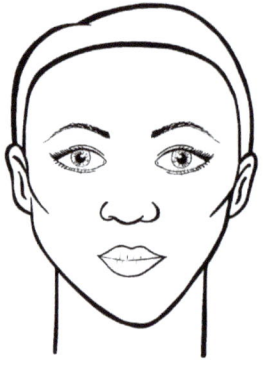 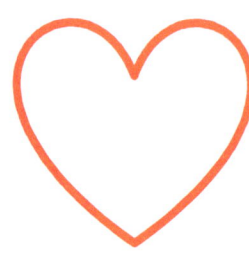

Das herzförmige Gesicht ist oben etwas breiter mit einer flachen Stim und verjüngt sich nach unten hin zu einem schmalen Kinn. Durch das spitz wirkende Kinn entsteht optisch ein Ungleichgewicht, welches aber mit einer guten Frisur einfach korrigiert werden kann.

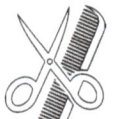

Frisur

Für diese Gesichtsform sind alle Schnitte zu empfehlen, die die Stimpartie etwas schmaler und die Kinnpartie etwas breiter erscheinen lassen. Ein Bopp, der kurz unterhalb des Kinns endet, ist hier optimal. Ebenso passen hier auch Kurzhaarschnitte perfekt zum Gesamtlook. Generell gilt: Volumen und halblanges Haar, gerne auch mit vollem Pony, sind hier super angebracht. Locken können das Gesicht zudem an den schmalen Stellen üppiger wirken lassen.

Frisurvorschläge

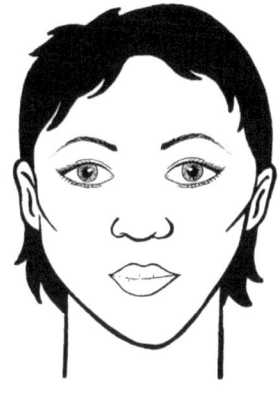 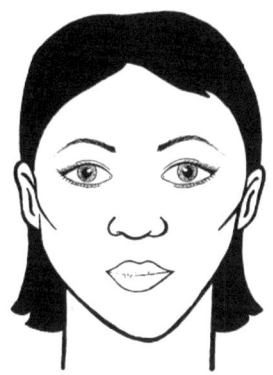

Persönliche Notizen

_____
_____
_____
_____
_____
_____
_____
_____
_____
_____
_____
_____
_____
_____
_____
_____
_____
_____
_____
_____

Geeignete Werkzeuge

Um das Haar in Form zu bringen, benötigt man meist mehr als die blossen Hände. Der Markt verfügt heutzutage über eine sehr grosse Bandbreite an geeigneten Werkzeugen, um die Frisur zu perfektionieren. Nachfolgend sind einige erwähnt.

Haarbürsten

Bürsten helfen nicht bloss dabei, am Morgen die Haare zu entwirren, sie sind auch für die Kopfhaut sehr wichtig. Die sanfte Massage der Bürste regt einerseits die Durchblutung der Kopfhaut an und andererseits die Nährstoffversorgung der Haarwurzeln. Auch werden abgestorbene Haare und Hautschuppen entfernt.

Doch warum viel Geld ausgeben? Qualität hat eben seinen Preis. Minderwertige Bürsten sind unsauber verarbeitet, haben kleine Ecken und Kanten die von blossem Auge nicht zu erkennen sind. Diese Kanten schädigen aber die Haare auf Dauer mehr als dass sie sie pflegen. Idealerweise sind Bürsten mit Naturborsten (meist Wildschweinborsten). Sie kommen unserem menschlichen Haar von der Struktur am nächsten und sind deshalb besonders schonend.

- Rundbürste: Ideal zum Föhnen und Stylen
- Paddle Brush: Grosse, flache Bürste, ideal für längeres, kräftiges Haar, kommt am besten beim Föhnen zum Einsatz, da sie die Hitze optimal verteilt
- Skelettbürste: Ideal für lockiges Haar, sie gleitet mit ihren weit auseinander stehenden Borsten gut durch üppige Mähnen und hinterlässt schöne Locken

-   Toupierbürste: Zum Auftoupieren der Haare, mit Naturborsten, sehr eng gearbeitet

Kämme

Bei Kämmen ist ebenfalls darauf zu achten, dass handgesägte Naturkämme verwendet werden (Holz, Horn). Diese haben keine Schweissnähte, die die Haare schädigen, und das Haar wird nicht statisch aufgeladen. Hier gibt es verschiedenste Grössen und Zinkenabstände.

Lockenwickler

Diese gibt es in allen Grössen und Formen. Sie werden meist aus Plastik hergestellt und sind in der Anwendung eigentlich relativ einfach (siehe Kapitel: Locken leicht gemacht). Voraussetzung für den Gebrauch von Lockenwicklern ist eine gewisse Haarlänge.

Persönliche Notizen

_____
_____
_____
_____
_____
_____
_____
_____
_____
_____
_____
_____

Das richtige Föhnen

Beim Kauf eines Föhns ist speziell zu beachten, dass er eine Kältetaste hat. Denn beim richtigen Föhnen ist eines besonders wichtig. Die Hitze macht das Haar weich und gibt ihm die Form, aber erst die Kälte gibt ihm den nötigen Halt.

Verschiedene Föhnarten

- Fingerföhnen (für wilde Frisuren geeignet)
- Föhnen mit der Rundbürste
- Föhnen mit dem Diffusor (tellergrosser Aufsatz, schonend, speziell für Locken geeignet, da sie „draufgelegt" werden können)

Prinzipiell ist zu erwähnen, dass man niemals zu nahe mit dem heissen Föhn an die Haare kommen sollte. Denn die Hitze macht ihnen zu schaffen und strapaziert sie zusätzlich. Mit einer Rundbürste lassen sich die Haare schonend und schnell trockenföhnen und gleichzeitig in Form bringen.

Persönliche Notizen

_____
_____
_____
_____
_____
_____
_____
_____
_____
_____
_____
_____

Glätten mit dem Glätteisen

Wer kennt das nicht. Frauen mit geraden Haaren wünschen sich nichts sehnlicher als schöne Wellen oder Locken. Hingegen Frauen mit einem Lockenkopf ihre Haare am liebsten gegen glatte eintauschen würden. Heutzutage müssen diese Träume keine Träume mehr bleiben, man kann seinem Traum ein bisschen nachhelfen.

Die Struktur der Haare ist wie eingangs erwähnt genetisch bedingt. Während die chemische Glättung die Querverstrebungen im Haar aufbrechen und diese im neuen Zustand wieder zusammensetzen (dauerhaft), werden beim Glätten mit dem Glätteisen diese bloss für einen gewissen Zeitraum „umgeformt". Wenn also der Glatteffekt längerfristig beibehalten werden möchte, kommt man um wiederholtes Glätten nicht drum rum. Umso wichtiger ist es, seine Haare vor der Hitze zu schützen. Gesundes, robustes Haar verträgt die Hitze auf Dauer besser als bereits geschädigtes, poröses Haar. Wie auch beim Föhnen muss das Haar beim Glätten vor der Hitze beschützt werden. Es empfiehlt sich, einen Hitzeschutz-Spray zu verwenden. Dieser ummantelt das Haar und verhindert so eine Überhitzung.

Ein gutes Glätteisen verfügt über verschiedene Temperaturstufen. Meist reichen 120°C bereits aus, um die Haare zu bändigen. Beim Glätten unterteilt man die Haare am besten in einzelne Bahnen, welche man vom Ansatz her langsam und gleichmässig durch das Glätteisen in Richtung Spitzen zieht. Dabei sollte man nicht an einzelnen Stellen verweilen, da es sonst zu Überhitzungen kommen kann, welche das Haar auf Dauer schädigen.

Das richtige Eisen

Glätteisen gibt es heutzutage überall und zu unterschiedlichsten Preisen zu kaufen. Hierbei sollten ein paar Details unbedingt beachtet werden:

- Platten. Die einen schwören auf Keramik, andere wiederum auf Teflon. Die Platten sollten aber auf jeden Fall keine rauen Stellen aufweisen. Jede Unebenheit strapaziert und schädigt das Haar auf Dauer. Sollten sich Kratzer in den Platten befinden, sollte man das Gerät ersetzen.
- Temperatur. Diese sollte unbedingt manuell verstellbar sein. Immer zuerst auf niedriger Stufe ausprobieren, bevor man das Haar „unnötig" hohen Temperaturen aussetzt.

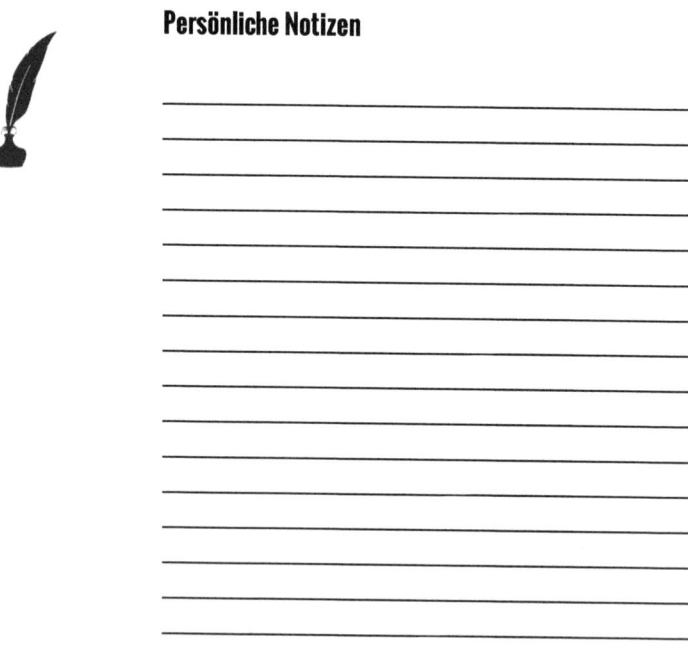

Persönliche Notizen

Locken leicht gemacht

Es gibt vermutlich unzählige Varianten, um Locken ins Haar zu zaubern. Die chemische Prozedur (Dauerwelle) wurde anfänglich in diesem Buch bereits beschrieben. Eine der einfachsten Methoden ist die mit Lockenwicklern. Die Anwendung ist simpler als gedacht, jedoch benötigt man ein bisschen Übung und Zeit, um diese Variante anzuwenden.

Bei der Verwendung von Lockenwicklern gilt es zu beachten, dass die Haare eine gewisse Länge haben müssen, damit das Aufwickeln auf die Wickler überhaupt möglich ist. Wickler gibt es in allen möglichen Varianten und Grössen. Während Wickler mit einem grossen Durchmesser eine Wellen-Mähne und Volumen zaubern (Achtung, mindestens schulterlanges Haar), kann man mit Wicklern mit kleinem Durchmesser kleine Locken machen, was zu einem frechen Look führt.

Step by Step

Zuallererst empfiehlt es sich, etwas Schaumfestiger ins handtuchtrockene Haar zu verteilen (alternativ das Haar bloss anfeuchten). Festiger gibt dem Haar den nötigen Halt. Danach werden die Haare in drei Bahnen aufgeteilt. Mitte, links und rechts vom Kopf (zwei Scheitel ziehen).

Am besten fängt man an der Stirne an und arbeitet sich nach hinten durch. Zuerst macht man die Mittelpartie, anschliessend die Seitenpartien. Nun teilt man mit dem Stiel des Kamms innerhalb dieser Bahn kleine Strähnen ab, zieht diese straff, legt sie mit der Haarspitze über den Wickler und dreht diese nun langsam ein. Es empfiehlt sich, unterschiedlich grosse Durchmesser der Lockenwickler zu nehmen. Das ergibt einen lebendigeren Look.

Sind alle Strähnen aufgerollt, die Wickler mit Haarklammern befestigt, so kann man sie auf verschiedene Arten trocknen. Föhnt man die Haare nun trocken, so sollte man nicht zu nahe an die Wickler kommen. Zuerst auf heisser Stufe die neue Form geben, anschliessend diese mit der Kalttaste fixieren.

Mit einer Föhnhaube lassen sich die Haare ebenfalls einfach trocknen. Einfach Haube über die Wickler legen und das andere Ende der Haube auf den Föhn stecken. Die Trockenhaube hat einen grossen Vorteil gegenüber dem Föhn. Man hat die Hände frei und somit Zeit, sich z.B. dem Make-up zu widmen.

Anschliessend werden die Wickler entfernt und die Haare vorsichtig durchgekämmt und mit einem Spray fixiert.

Erste Hilfe - Kleenex-Locken

Hat man mal keine Lockenwickler zur Hand, kann man auch Kleenex-Tücher drehen und die angefeuchteten Haare auf diese aufziehen. Haube drüber und trocknen lassen. Gewusst wie!

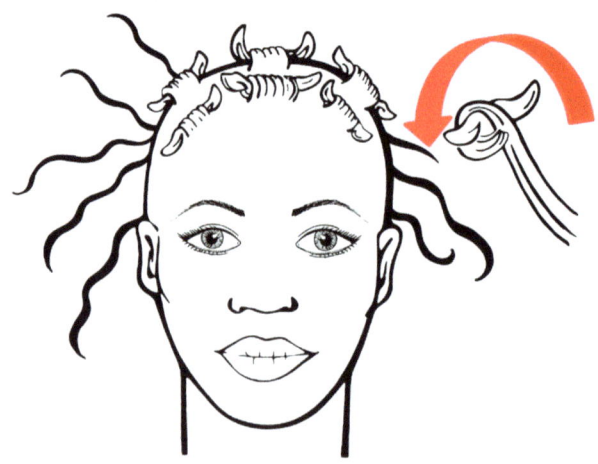

Persönliche Notizen

_____
_____
_____
_____
_____
_____
_____
_____
_____
_____
_____
_____
_____
_____
_____
_____
_____
_____
_____
_____
_____
_____
_____
_____
_____
_____
_____
_____
_____
_____
_____
_____
_____
_____

Locken mit dem Lockenstab (1)

Doch auch mit dem Lockenstab ist Locken zaubern ein Kinderspiel. Man trennt dabei einzelne Strähnen auf dem Kopf ab. Die Spitzen klemmt man dabei im Stab ein und dreht die gesamte Strähne bis zum Ansatz um den Stab. Einige Sekunden warten, anschliessend kann man die Strähne lockern und vom Stab lösen.

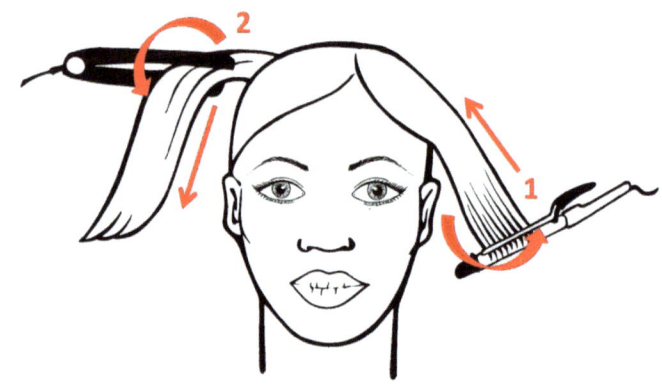

Persönliche Notizen

_____

_____

_____

_____

_____

_____

_____

_____

Locken mit dem Glätteisen (2)

Man muss nicht unbedingt einen Lockenstab kaufen. Auch mit dem Glätteisen lassen sich bezaubernde Locken drehen. Am einfachsten ist es, wenn man die Haare in einzelne Strähnen unterteilt, ganz genau wie beim Glätten oder beim Drehen mit dem Lockenstab. Doch anstelle vom geraden Herunterziehen durch das Eisen oder vom Eindrehen auf den Stab, macht man hier mit dem Eisen eine Halbdrehung (U-Form). Das Glätteisen muss direkt um sich selbst gedreht werden. Nun zieht man das Haar vom Ansatz bis zur Spitze in gleichmässigen, ruhigen Bewegungen durch das Eisen.

Persönliche Notizen

_____
_____
_____
_____
_____
_____
_____
_____
_____
_____
_____
_____
_____
_____
_____
_____

Das perfekte Styling

Das perfekte Styling hängt sehr von den persönlichen Vorlieben der Trägerin ab. Dabei spielen Figur, Kopfform und das restliche Erscheinungsbild (Kleider, Make-up etc.) eine bedeutende Rolle. Die Frisur kann „bieder" sein, wenn sie aber zur Trägerin und deren Gesamterscheinung passt, ist sie perfekt. Genauso kann ein bunter Irokesenschnitt oder eine voluminöse Lockenpracht, ein burschikoser Bubikopf oder ein ausgeflippter Sidecut perfekt aussehen. Alle diese Frisuren haben aber eines gemeinsam. Sehen die Haare ungepflegt, unsauber oder kaputt aus, kann auch der beste Haarschnitt, die tollste Hochsteckfrisur nicht darüber hinwegtäuschen.

Persönliche Notizen

_____

_____

_____

_____

_____

_____

_____

_____

_____

_____

_____

_____

_____

_____

_____

_____

Stylingprodukte

Stylingprodukte gibt es heutzutage wie Sand am Meer. Welches Produkt setzt man aber wie genau ein und welches Resultat kann man damit erzielen? Nachfolgend erhalten Sie eine kurze Übersicht über die wichtigsten Stylingprodukte und deren Verwendung:

- Festiger, Haarschaum: Gibt dem Haar Halt, meist neutral, kann auch als Tönungsschaum gekauft werden
- Volumenschaum: Stellt das Haar auf, muss am Ansatz verwendet werden, kann ins handtuchtrockene Haar eingearbeitet werden
- Locken-Schaum: Spezieller Halt für Locken, am besten mit den Fingern durch die Haare ziehen
- Hitzeschutz-Spray: Unablässig für alle strapazierten Haare! Schutz vor Föhnhitze, Lockenstab und Glätteisen
- Diverse Lacke: Schwacher bis extra starker Halt
- Glanz-Spray: Glänzendes Finish, speziell für mattes, stumpfes Haar
- Diverse Gele und Wachse: Geben dem Haar Halt
- Pomaden: Geben dem Haar Extraglanz, lassen diese „nass" aussehen
- Spezielle Produkte: Bsp. Wet-Gel für „Nass-Effekt", Strand-Look für Ferienfeeling etc.

Persönliche Notizen

Scheitel ziehen, natürliche Haarwirbel ausnützen

Bei einem Scheitel sollte man zuerst die Kopfform genau betrachten. Hat man bereits ein langes Gesicht, ist ein Mittelscheitel nicht sinnvoll, da er das Gesicht optisch noch zusätzlich verlängert. Hier eignen sich besonders Seitenscheitel oder Zick-Zack-Scheitel. Hat man eine kurze Stirn, verkürzt ein Seitenscheitel diese zusätzlich. Hier ist ein Mittelscheitel von Vorteil. Beim Ziehen eines Scheitels ist auch immer auf den natürlichen Haarwirbel zu achten.

Werkzeuge: Haarbürste oder Kamm / Haarspray oder Gel zum Fixieren

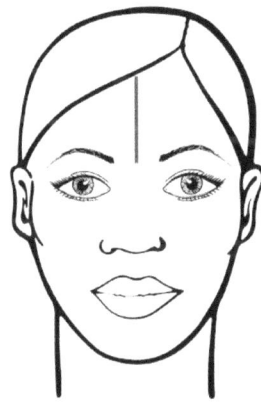 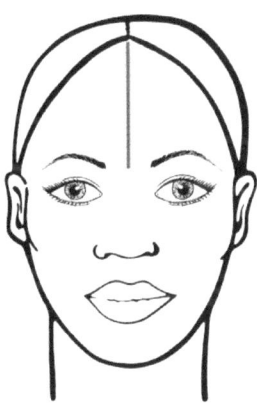

Seitenscheitel   **Mittelscheitel**

Verschiedene Scheitelarten

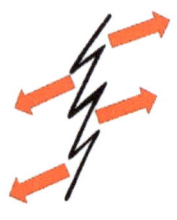 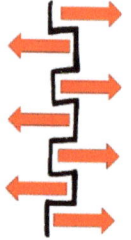 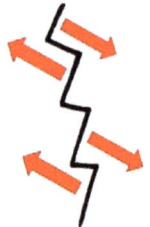

Bei Zick-Zack-Scheiteln gibt es unzählige Varianten. Diese werden am einfachsten mit dem spitzen Stil eines Kammes gezogen. Dabei werden die Haare nach hinten gekämmt, und anschliessend mit der senkrecht gehaltenen Spitze die gewünschte Zick-Zack-Form gezogen. Danach werden die Haare aufgeteilt und mit Spray oder Gel fixiert.

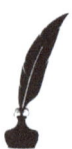 **Persönliche Notizen**

_____

_____

_____

_____

_____

_____

_____

_____

_____

_____

_____

_____

Mein idealer Scheitel

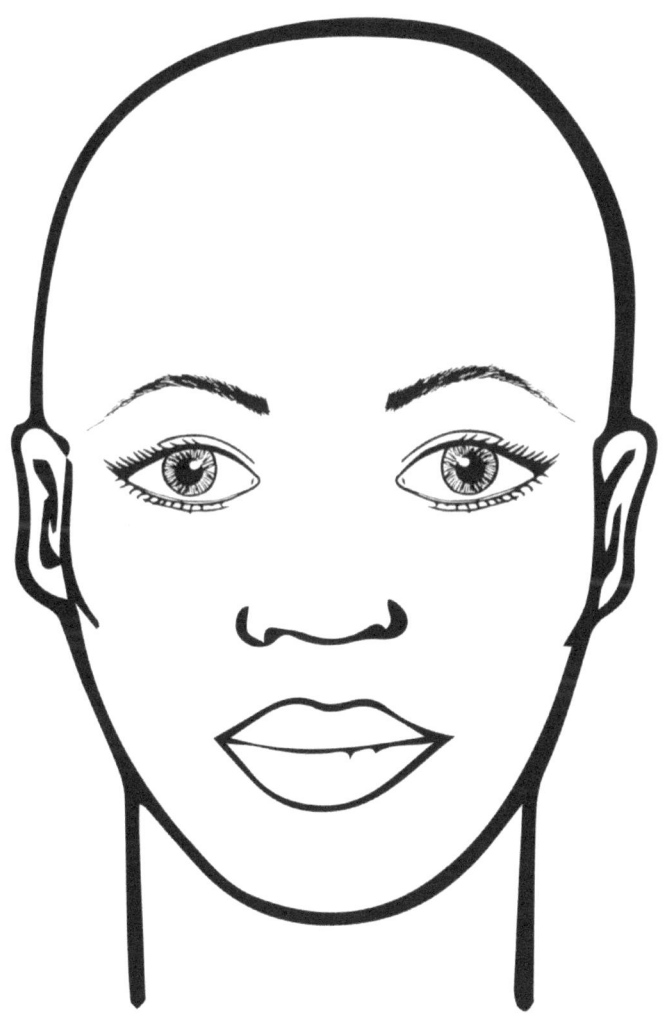

Kein alter Zopf!

Wir alle kennen den „Bauernzopf" oder auch französischen Zopf mit drei Strähnen. Flechten kann man aber auch mit fünf oder mehr Strähnen, der Fantasie sind keine Grenzen gesetzt! Besonders bei romantischen Hochzeitsfrisuren sind Zöpfe oder Zopfteile immer sehr gefragt, aber auch im Alltag erfreuen sich Zöpfe grosser Beliebtheit. Und für einen solchen Zopf, braucht man auch gar nicht viel. Eine Bürste oder ein Kamm um die einzelnen Strähnen zu trennen, flinke Finger, ein bisschen Übung und Kreativität und zum Schluss ein klein wenig Haarspray um das Ganze zu fixieren. Voila!

Bauernzopf (französischer Zopf)

Beim klassischen Bauernzopf teilt man das Haar in drei gleich grosse Strähnen ab. Am besten beginnt man mit der rechten Strähne (1). Diese wird über die mittlere (3) gelegt, so dass nun die mittlere Strähne rechts aussen ist. Anschliessend wird die linke Strähne (2) über die neue mittlere Strähne gelegt, so dass nun die mittlere links aussen ist. Und so fährt man weiter. Die Strähnen werden immer von aussen nach innen gelegt.

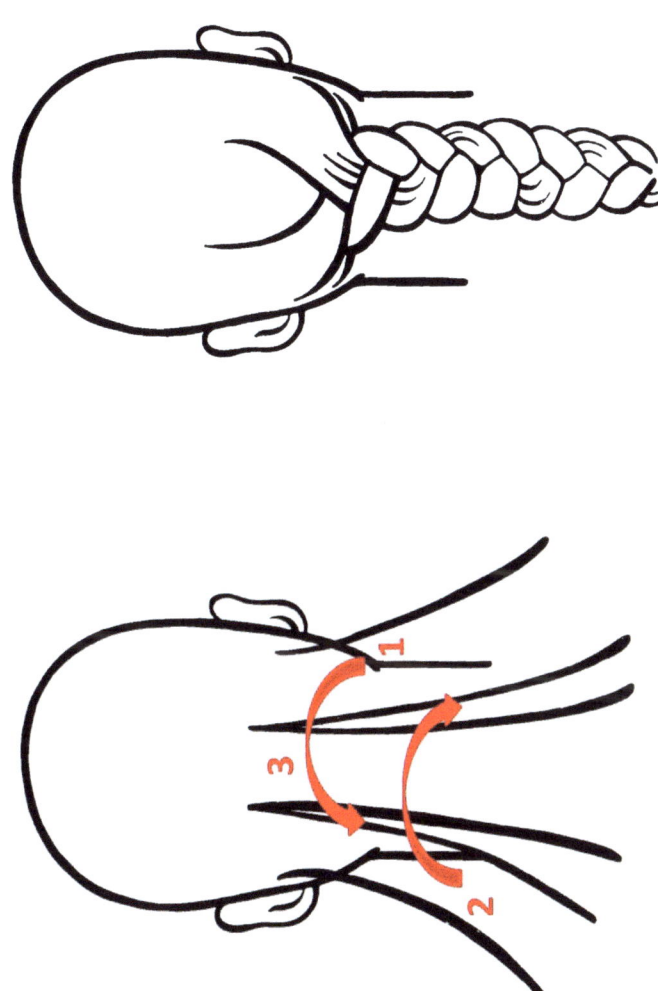

Holländerzopf (untereinander geflochtener Zopf)

Der holländische Zopf sieht dem französischen sehr ähnlich. Auch er wird in der Regel mit drei Strähnen geflochten, kann aber auch mit mehreren gemacht werden, hierbei kommt es vor allem auf die Fingerfertigkeit an. Der Holländer unterscheidet sich im Grossen und Ganzen darin vom französischen Zopf, dass man die äusseren Strähnen nicht über die mittlere Strähne legt, sondern unter diese. So sieht der Zopf „aufgesetzt" aus und es entsteht ein toller 3D-Look.

Fischgrätenzopf

Der Fischgrätenzopf ist wohl einer der einfachsten Zöpfe, der aber in den letzten Jahren sehr an Beliebtheit zugenommen hat. Dabei wird das Haar in zwei gleich grosse Strängen halbiert (hier liegt der grosse Unterschied zum Bauernzopf oder Holländerzopf). Anschliessend nimmt man einige Haare von der äusseren Seite der rechten Strähne (1) und fügt sie der inneren Seite der linken Strähne zu. Dasselbe macht man nun mit der anderen Seite. Eine kleinere Strähne der linken Aussenseite (2) legt man auf die Innenseite der rechten Strähne. Das ist auch schon das Grundprinzip dieser Flechttechnik: Jeweils eine kleinere Strähne (der Aussenseite) der beiden Stränge wechseln jeweils von links nach rechts und von aussen nach innen.

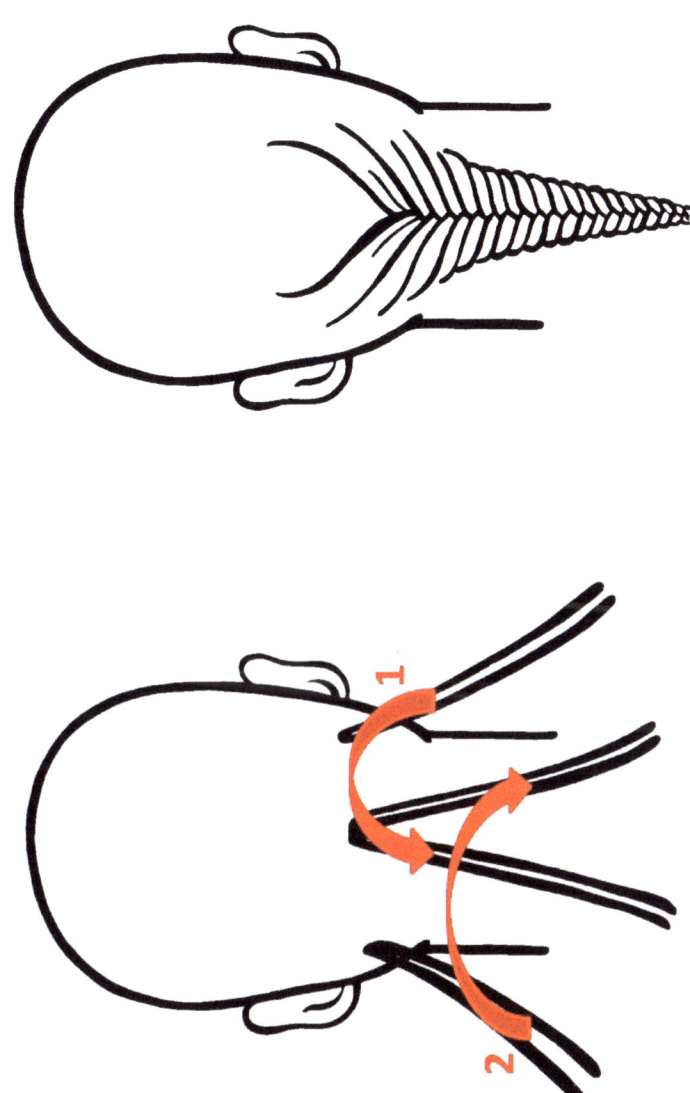

Kordelzopf

Beim Kordelzopf geht es weniger ums Flechten sondern vielmehr um den richtigen Dreh. Man trennt die Haare wie beim Fischgrätenzopf in zwei Stränge ab. Nun dreht man beide Stränge (1 und 2) um die eigene Hand nach rechts und wickelt die beiden Stränge gleichzeitig ineinander, sprich man legt den gedrehten rechten Strang über den gedrehten linken Strang. Es entsteht eine Kordel. Sollte man in die falsche Richtung drehen merkt man das umgehend, denn dann löst sich der Zopf auf und die Haare „verkeilen" sich nicht ineinander.

Persönliche Notizen

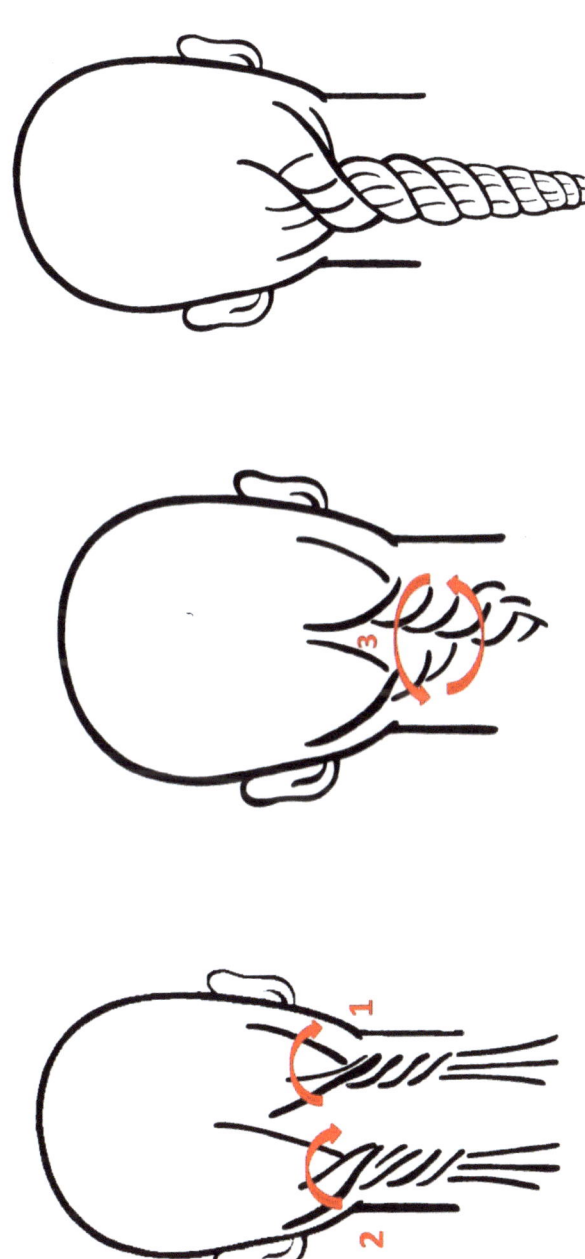

Am Kopf lang geflochten

Den französischen Zopf mit drei Strähnen kann man natürlich auch am Kopf lang flechten. Das sieht schwerer aus als es ist. Mit einem kleinen Trick, gelingt diese Frisur ganz von alleine und kann auch schön auf der Seitenpartie getragen werden.

Zuerst sollte man alle Haare nach hinten kämmen und oben drei Strähnen abteilen. Der Anfang entspricht dem normalen Bauernzopf. Man legt also die rechte Strähne (1) über die Mittlere und anschliessend die linke (2) über die jetzige neue Mittlere. Nun aufgepasst. Bei der zweiten Runde macht man dasselbe, aber man nimmt (in einem 2. Schritt) zusätzlich zur bestehenden Strähne nochmals eine kleine Strähne (3) vom Kopf mit und legt diese ebenfalls über die Mittlere. Auch auf der anderen, der linken Seite nimmt man zur jetzigen Strähne zusätzlich eine neue Strähne vom Kopf dazu und legt diese mit der bestehenden Strähne über die neue Mittlere. Also ganz einfach. Abwechselnd die äusseren Strähnen über die mittlere Strähne legen und jeweils mehr Haare dazu nehmen bis insgesamt alle Haare in die Strähnen integriert sind.

Persönliche Notizen

_____

_____

_____

_____

_____

_____

_____

_____

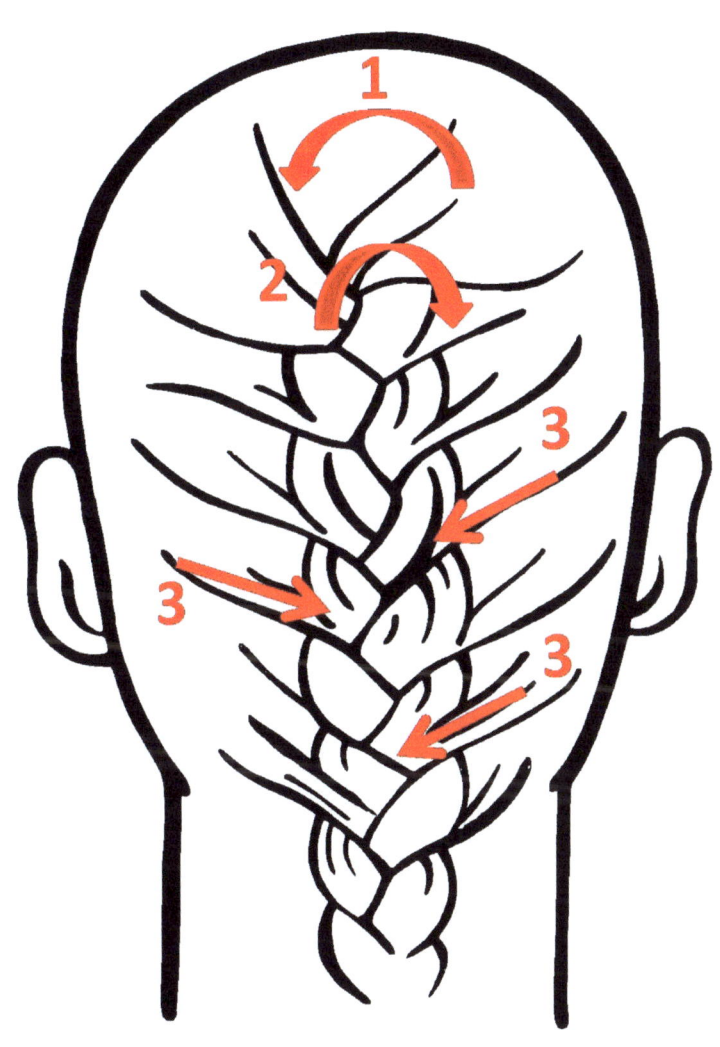

Griechischer Göttinnen-Look

Wenn es wirklich mal schnell gehen muss und man dennoch nicht auf eine schöne Frisur verzichten mag, so eignet sich der „griechische Göttinnen-Look" perfekt. Bei diesem Look trennt man vorne seitlich je eine Strähne ab und bindet diese zwei Strähnen im Nacken zusammen. Alternativ kann auch ein dünnes Haarband verwendet werden. Die Haare am Hinterkopf kann man nach Belieben auftoupieren oder natürlich belassen. Diese beiden Strähnen dienen nun als „Träger" der Frisur. Nun nimmt man seitlich immer eine neue Strähne auf und wickelt diese um die Grundsträhne herum (von unten über die Strähne einstecken). Man kann alle Haare bis nach hinten eindrehen oder alternativ auch offen hängen lassen.

Persönliche Notizen

_____

_____

_____

_____

_____

_____

_____

_____

_____

_____

_____

_____

_____

_____

_____

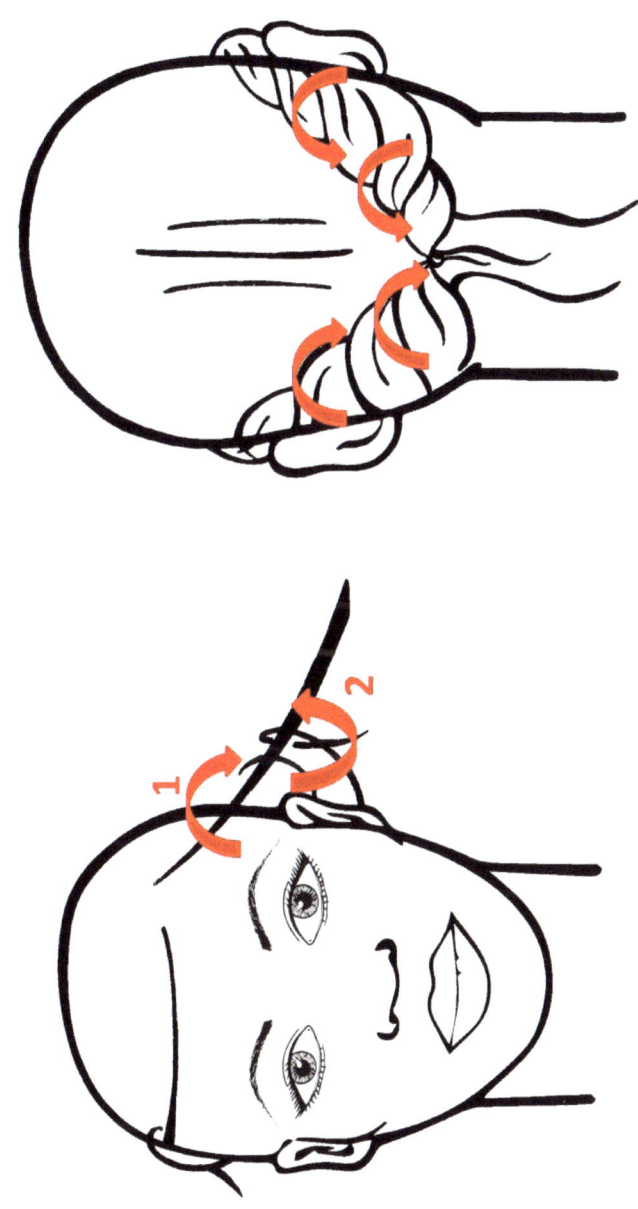

Mein persönlicher Lieblingszopf

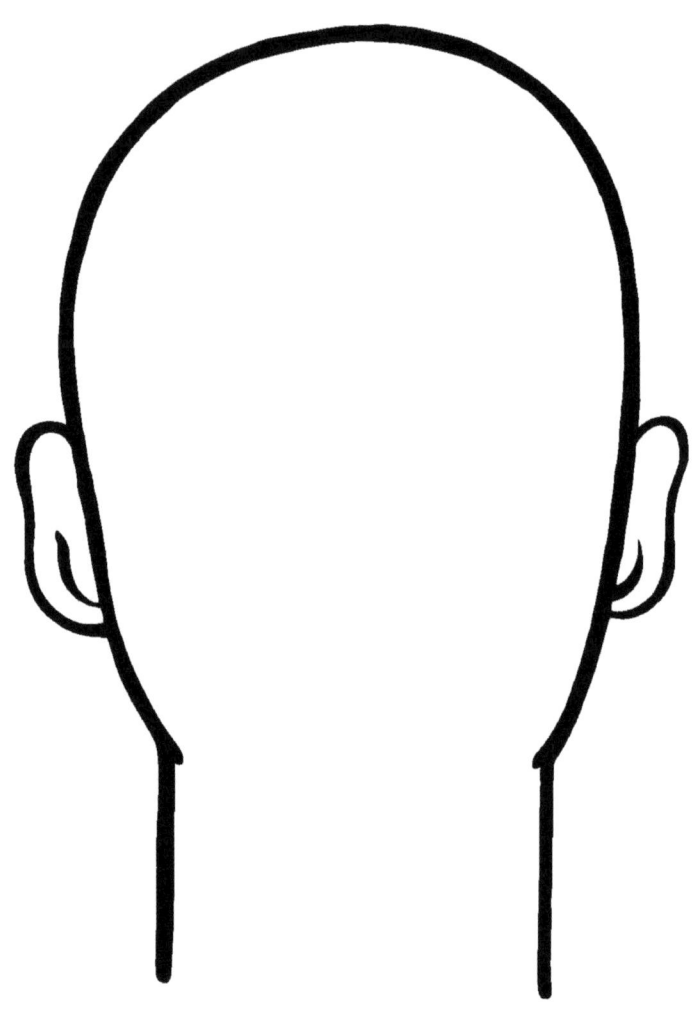

Persönliche Notizen

_____

_____

_____

_____

_____

_____

_____

_____

_____

_____

_____

_____

_____

_____

_____

_____

_____

_____

_____

_____

_____

_____

_____

_____

_____

_____

_____

_____

_____

_____

_____

_____

Der perfekte Dutt

Dutts oder auch Knoten gibt es in allen Variationen. Ob wild oder glatt, für den Alltag oder die Hochzeit. Um dem Hinterkopf mehr Fülle zu verleihen, ist ein Duttkissen, oder auch Donut genannt, sehr empfehlenswert. Der Vorgang ist dabei ganz einfach. Die Haare zu einem straffen Pferdeschwanz am oberen Hinterkopf zusammenbinden. Nun zieht man den Pferdeschwanz durch das Loch des Duttkissens (1), welches man am Hinterkopf mit Haarnadeln fixiert. Anschliessend drapiert man die Haare über das Kissen (2), so dass dieses nicht mehr zu sehen ist. Die Haare werden mit einem Gummi fixiert, den man über das Duttkissen streift. Die restlichen Haarlängen können je nach Wunsch frisiert werden. Entweder man versteckt sie mit Haarnadeln unter dem Kissen, oder man flechtet einen Zopf rundherum (3) - erlaubt ist was gefällt! Duttkissen sind in allen Grössen und Farben erhältlich. Empfehlenswert ist es, immer die Grösse auf die Haarfülle und Haarlänge abzustimmen (mindestens schulterlanges Haar). Die Farbe sollte ebenfalls dem Haar entsprechen.

Persönliche Notizen

_____

_____

_____

_____

_____

_____

_____

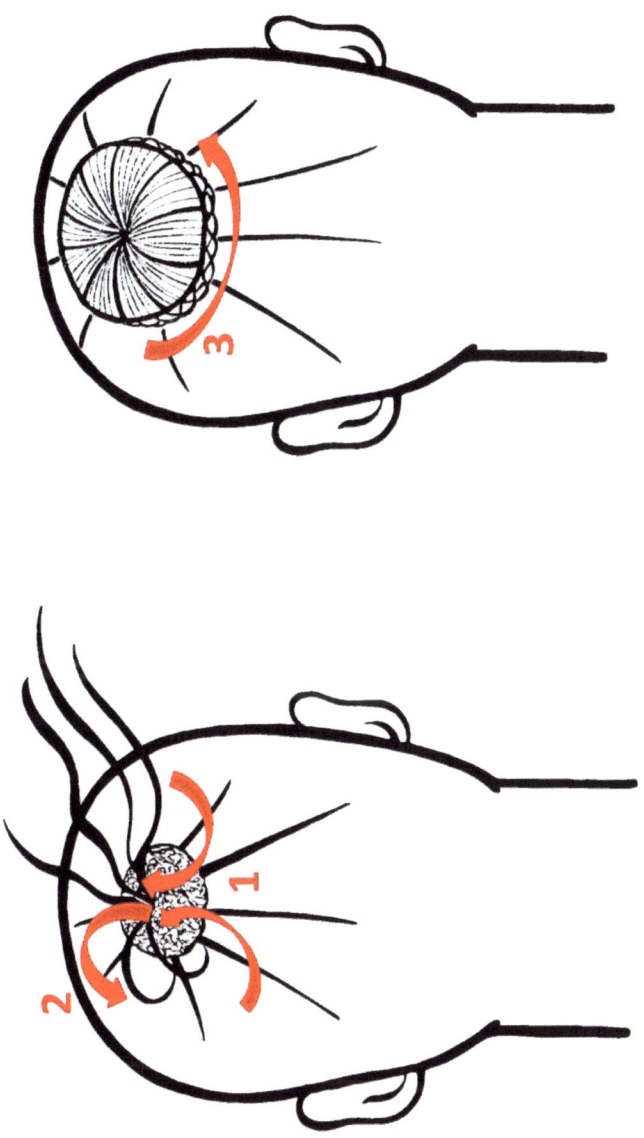

Die Wasserwelle

Die Wasserwelle, auch Fingerwelle genannt, wurde durch Stars der 30-er Jahre wie Marlene Dietrich bekannt. Sie ist nicht ganz einfach zu legen, aber mit ein bisschen Übung klappt auch das. Hierbei kommt es vor allem darauf an, dass die Haare korrekt abwechselnd nach links oder rechts in die jeweilige Wellenrichtung gekämmt werden.

Um eine typische Wasserwellen-Frisur zu kreieren, zieht man am besten im nassen Haar einen Seitenscheitel. Im Haar vorweg einen guten Schaumfestiger einarbeiten. Der gibt zum Schluss den nötigen Halt. Dann beginnt man mit einem Stielkamm die erste Welle zu legen, indem man eine Strähne zum Gesicht hin kämmt und zu einer Welle formt. Wichtig dabei ist, diese Welle mit dem Kamm anzuschieben, so dass sie nicht glatt am Kopf liegen bleibt. Die Welle muss zwischen dem Zeige- und Mittelfinger gehalten, zusammengedrückt und mit einer Klammer (Wellenreiter) fixiert werden, damit diese beim erneuten Kämmen und Legen der nächsten Welle nicht wieder gerade gezogen wird. Die nächste Welle wird dann nach hinten gekämmt und ebenfalls fixiert. Dies macht man bis hinter die Ohren. Sind die Haare länger, kann man diese mit dem Glätteisen oder dem Lockenstab frisieren.

Die Wasserwelle entweder mit dem Föhn oder von Luft trocknen lassen und anschliessend mit Stylingprodukten gut fixieren. Erst ganz zum Schluss vorsichtig die Klammern entfernen.

Kleiner Tipp: Man kann auch mit ein bisschen Übung mit dem Lockenstab die Wellen anheben und den markanten Schwung hineingeben.

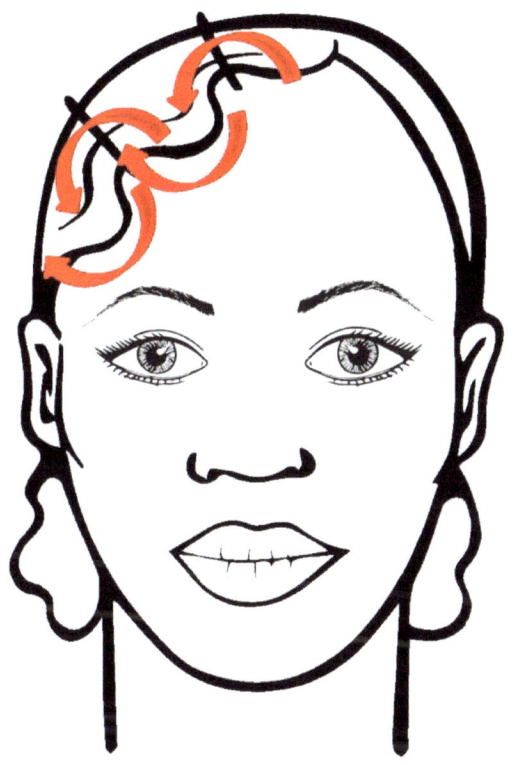

Persönliche Notizen

_____

_____

_____

_____

_____

_____

_____

_____

_____

_____

_____

Auftoupieren

Für gewisse Frisuren sollte man vorher die Haare leicht auftoupieren, damit das nötige Volumen entsteht. Beim Toupieren der Haare verfilzt man diese absichtlich, damit sie Volumen erhalten, resp. vom Kopf abstehen. Dies erreicht man, indem man einzelne Haarpartien mit einem speziellen Toupierkamm (mit langen und kurzen Zinken im Wechsel) oder einer Toupierbürste (eng gearbeitete Naturborsten) gegen den Strich bürstet, also von der Haarspitze zurück zum Ansatz (1). Dass dieser Vorgang den Haaren wortwörtlich „gegen den Strich" geht, versteht sich von selbst. Toupiert man die Haare nur ab und zu ist das kein Problem, macht man es ständig, können die Haare Schäden davon tragen. Ein guter Pflegespray ist deshalb unerlässlich. Ist das Haar erst toupiert, muss man diese Partie mit Haarspray fixieren, damit sie in ihrer neuen Form bestehen bleiben. Da beim Toupieren die Haare anschliessend „wirr" aussehen, toupiert man immer vom Hinterkopf her (2). So bleiben die sichtbaren Haare vorne glatt und seidig und können über die toupierten Haare gelegt und frisiert werden.

Um längerfristige Haarschäden zu vermeiden müssen toupierte Haare vor dem Schlafengehen ausgebürstet, also entwirrt werden. Dies macht man am besten mit einem grobzinkigen Kamm. Vorsicht, nicht reissen! Anschliessend immer einen Pflegespray verwenden.

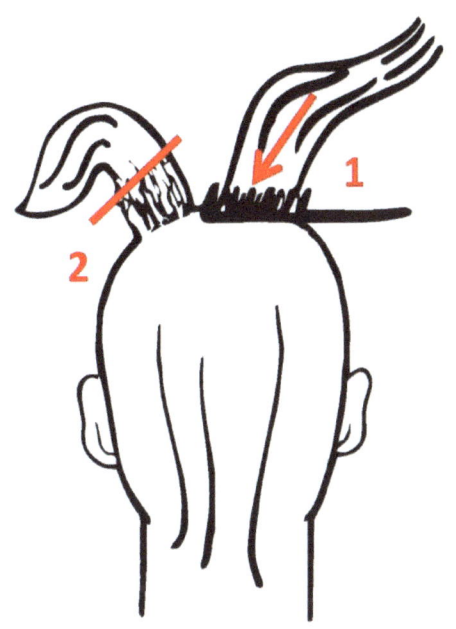

Persönliche Notizen

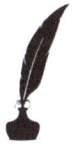

_____
_____
_____
_____
_____
_____
_____
_____
_____
_____
_____
_____
_____

Die Banane

Die klassische, elegante Banane am Hinterkopf kann man in zwei verschiedenen Varianten erreichen. Wichtig bei jeder Variante ist das vorherige Toupieren der Haare, damit sie besser in Form bleiben und das notwendige Volumen erreichen.

Ohne Einsatz von Hilfsmitteln

Bei der klassischen Banane wird die rechte Hälfte der Haare seitlich straff am Kopf nach hinten gekämmt, anfänglich mit den Fingern geglättet und mittels farblich zur Haarfarbe passenden Haarklammern am Kopf vertikal befestigt (1). Kleiner Tipp: Die Klammern so ins Haar stecken, dass die oberen mit der Öffnung nach unten zeigen, die unteren Klammern mit der Öffnung nach oben. So halten sie besser und es können keine Haare rausrutschen. Die linke Hälfte der Haare wird ebenfalls nach hinten gekämmt, mit den Fingern gehalten (wie einen Pferdeschwanz) und in sich selbst eingedreht (2). Das obere Ende der eingedrehten Strähne anschliessend oben einschlagen, so dass die Spitzen als kleine Rolle sichtbar bleiben (Muschel). Die eingedrehten Haare werden ebenfalls mittels Klammern an den bereits vorhandenen Klammern unsichtbar befestigt.

Mit Einsatz eines offenen Duttkissens

Bei der zweiten Variante wird eine sogenannte "Wurst" (Duttkissen das sich öffnen lässt) nach dem Einsatz der ersten Klammern am Hinterkopf befestigt. Die linke Hälfte der Haare wird anschliessend über diese Wurst darüber drapiert und die Haarspitzen unter der Wurst mittels Klammern unsichtbar befestigt. Diese Variante empfiehlt sich vor allem für Personen mit kürzeren Haaren oder weniger Volumen.

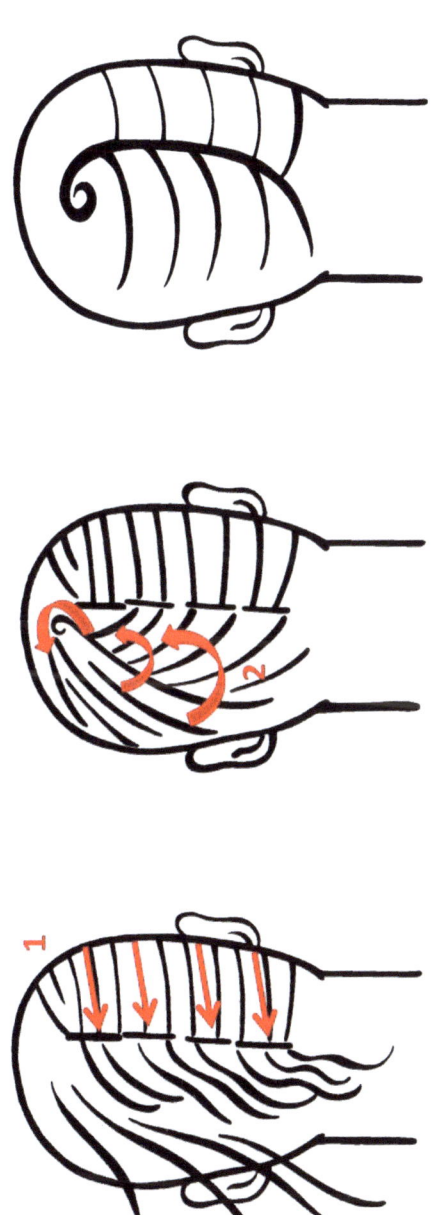

Hochsteckfrisur - Brautfrisur

Brautfrisuren könnten unterschiedlicher nicht sein! Ob kurzes oder langes Haar, mit oder ohne Haarteil oder Haarschmuck, jede Frisur ist so individuell wie ihre Trägerin selbst.

Bei langen Haaren wünschen sich viele Bräute eine edle Hochsteckfrisur, meist mit integriertem Schleier, romantischen Zöpfchen oder Haarschmuck. In den nachfolgenden Seiten wird erklärt, wie jede Hochsteckfrisur gelingen kann.

Basis einer jeder Hochsteckfrisur ist (mindestens) ein Pferdeschwanz (1), der satt am Kopf gesetzt wird. Dabei kann man einzelne Seitensträhnen auslassen, die man zum Schluss in die Frisur ganz nach Belieben integrieren kann (2). Beliebt ist es auch, den Hinterkopf zuerst zu toupieren, damit man mehr Fülle erreicht. Speziell bei Brautfrisuren ist zu beachten, auf welcher Höhe am Hinterkopf der Pferdeschwanz, also das Gerüst der Frisur gesetzt wird. Dies ist für die weiteren Schritte und das Endergebnis sehr wichtig, damit ein harmonisches Resultat erzielt werden kann. Hat man die richtige Höhe definiert, nimmt man die Haare mittels kleinen, unsichtbaren Haargummis zusammen. Als kleiner Tipp: Mindestens zwei Gummis pro Pferdeschwanz verwenden, für den Fall, dass einer reissen sollte.

Die zusammengebundenen Haare können jetzt mittels Lockenstab oder Glätteisen gelockt und anschliessend am Hinterkopf schön drapiert werden. Wichtig. Immer mit genügend Haarnadeln am Haargummi befestigen. Das gibt den nötigen Halt. Sitzt die Frisur so wie man sie haben möchte, unbedingt mit genügend Haarspray fixieren. Eine Brautfrisur muss vieles überstehen und darf keinesfalls in Mittleidenschaft gezogen werden!

Bei Frauen mit wenig Haaren können problemlos Haarteile in die Frisur eingearbeitet werden. Achtung: Diese müssen aus Echthaar gefertigt sein, sonst überstehen sie die anschliessende Prozedur mit dem Lockenstab oder Glätteisen nicht. Bei Brautfrisuren ist es immer wichtig, die Haare exakt abzutrennen und sauber zu arbeiten. Nur so kann das Endresultat auch brillieren.

Haarschmuck / Accessoires

Eine tolle Frisur kann spielend leicht mit einem schönen Accessoire erreicht werden. Besonders bei Brautfrisuren sind Accessoires unabdingbar und zaubern im Handumdrehen die perfekte Frisur.

Verschiedene Arten von Haarschmuck

- Haarreif
- Haarband
- Haarspange
- Blumen (künstlich oder echt, wichtig, sich bei echten Blumen in einem Fachgeschäft beraten zu lassen. Welche Blumen halten ohne bereits nach der Zeremonie zu welken?)
- Perlen (können ganz zum Schluss in die Frisur gesteckt oder auch geschraubt werden)
- Diadem (immer während der Frisur mit einarbeiten, damit die Enden mit Haarnadeln gut fixiert und unter den Haaren versteckt werden können)
- Schleier (wie wird er getragen? Weit oben oder unten im Nacken? Legt die Braut den Schleier nach der Zeremonie ab?)
- u.a.

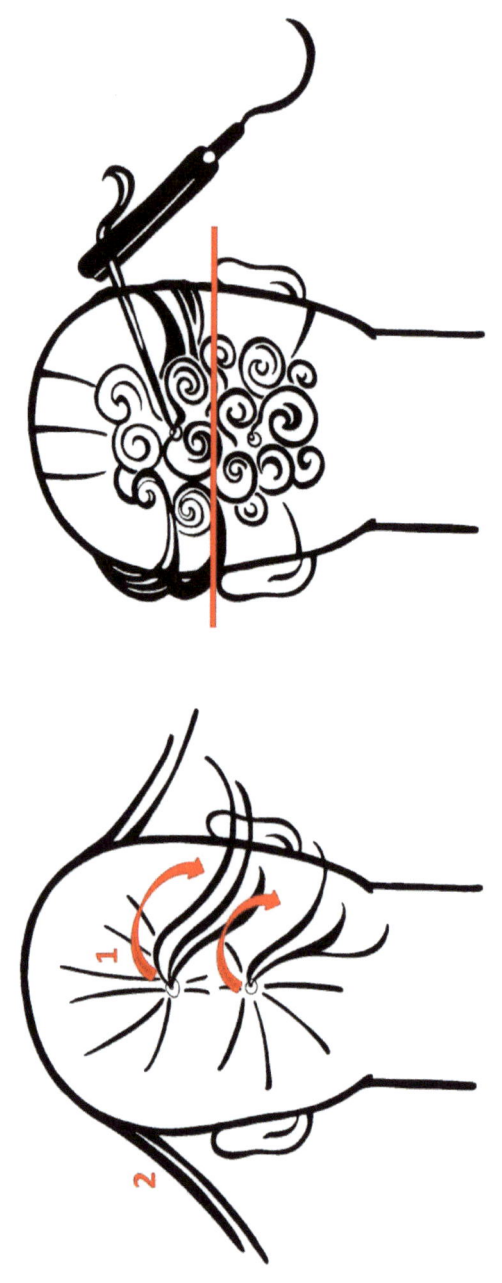

Meine perfekte Hochsteckfrisur

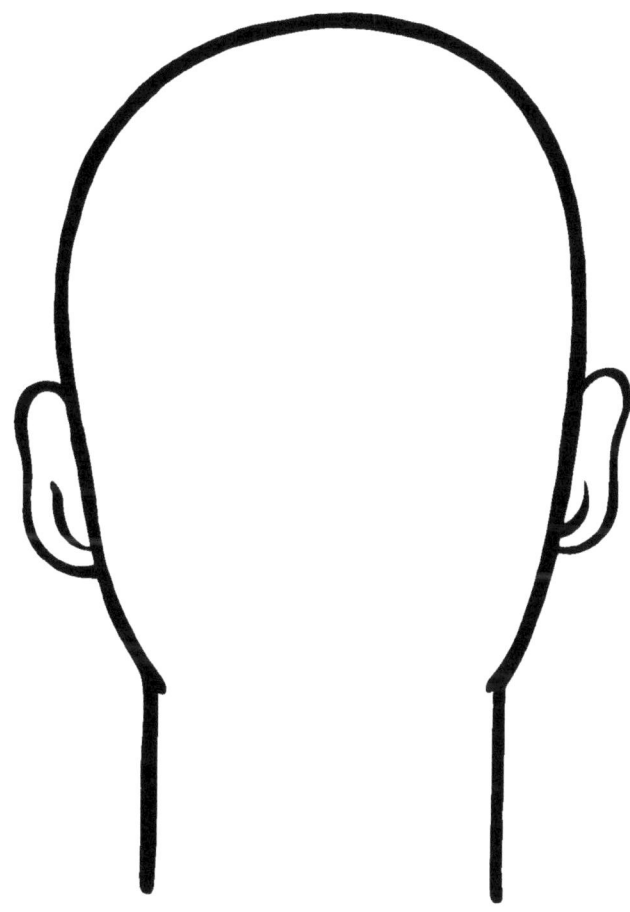

Persönliche Notizen

_____

_____

_____

_____

_____

_____

_____

_____

_____

_____

_____

_____

_____

_____

_____

_____

_____

_____

_____

_____

_____

_____

_____

_____

_____

_____

_____

_____

_____